ESTOICISMO Y DUREZA MENTAL

DESCUBRE LOS SECRETOS PSICOLÓGICOS DE LA
FILOSOFÍA ESTOICA EN LA VIDA MODERNA.
CONSTRUIR UNA AUTODISCIPLINA
INQUEBRANTABLE Y HÁBITOS DIARIOS QUE
GARANTICEN EL ÉXITO

MANUEL DEL POZO

ÍNDICE

información contenida en este documento, incluidos, entre otros, - errores, omisiones o inexactitudes.

INTRODUCCIÓN

Durante la antigüedad surgieron un alto número de escuelas filosóficas, muchas de ellas aportaron grandes ideas de progresos para la humanidad de impacto tan relevante que aun en la actualidad muchos de esos pensamientos siguen vigentes, tal es el caso de la escuela de filosofía estoica, esta que se creyó desaparecida para los primeros siglos de la era presente, y pese a la realidad, que los registros literarios no son en cuantía, su pensamiento ha evolucionado con el paso de los años, y en pleno siglo XXI se está viviendo uno de los momentos más importantes del posible resurgimiento de esta sistema filosófico.

En medio de la convulsión social que estamos atravesando en el mundo moderno, muchos han recurrido a ciertas escuelas de pensamientos cuyas teorías podrían generar la salvación que nuestra sociedad moderna requiere, por cierto, el estoicismo, cuyo valor principal para una sociedad como la moderna es el manejo adecuado de las emociones, o igualmente dicho, las pasiones (ya que esta escuela habla de una como consecuencia de la otra) resulta ser, según la óptica de muchos necesaria, o más aun para algunos imprescindible.

Conozcamos un poco sobre esta escuela, su evolución y sus postulados, luego confrontémoslo con la realidad de una sociedad como la moderna, a través de esto podremos enfocar nuestras vidas para cambiar el rumbo que pareciera ineludible en tiempos como los modernos.

Al aplicar el estoicismo en nuestros tiempos, estaremos adquiriendo unas herramientas maravillosas para enfrentar una modernidad cuya característica principal ha sido un funcionamiento por medio de las emociones, de manera que las pasiones desenfrenadas son hoy por hoy las que gobiernan nuestras vidas, el estoicismo es justamente eso, autocontrol, desarrollo personal, armonía con la naturaleza, armonía con el universo, pero todo desde un sentido estrictamente lógico.

Al dejar de actuar basado en nuestras pasiones podremos crear el enfoque preciso para lograr metas y caminar de manera firme y segura rumbo hacia la superación día a día, una meta clara y objetiva será siempre enfocarnos día tras días para lograr objetivos puntuales que se puedan traducir de alguna manera en auto realización.

¿Y esto cómo se lograra? Bien, la estructura de la filosofía estoica nos enseñará como enfrentar la vida en esas situaciones que realmente están fuera de nuestro alcance individual, debemos aceptar como realidad inquebrantable que no somos todopoderosos, y muchas de las cosas que queremos solucionar de la vida están fuera de nuestro alcance y lejos de nuestro dominio.

Cuando empecemos a encontrar ese perfecto dominio de las pasiones, equilibrio con el universo, y con nuestro entorno, encontraremos que seremos más capaces de enfocarnos profundamente en eso que deseamos, y podremos desarrollar una estrategia, un plan claro y especifico, dejando de lado el caos en el que puede sumergirnos los sentimientos desenfrenados, lo usaremos a favor para obtener el fin deseado por todos los individuos pero conquistado por pocos, y no es más que la realización, bienvenido al estoicismo como filosofía de vida, bienvenido a una pequeña puerta que puede llevar a un gran camino.

ORIGEN Y EVOLUCIÓN

*E*l estoicismo es una filosofía de vida que data del siglo III A.C y tuvo un fuerte auge hasta pasado el siglo IV dc, su fundador fue el filósofo griego Cenon de Citio para mediados del año 301, este filosofo originario de Chipre se trasladó a Atenas a mediados del año 311 ac debido a ciertas circunstancias difíciles que vivía su pueblo para aquellos momentos, Atenas representaría para entonces el epicentro de la cultura en el contexto griego del momento, por allí sintió algún tipo de simpatía por las propuestas filosóficas del momento, en especial de la línea de Sócrates pero mayormente el enfoque de la ´cínica´ y ´la megarica´

Luego de estudiar durante muchos años en estas escuelas de pensamiento, difirió prontamente de ellas y dio un salto a otras escuelas filosóficas, principalmente las escuelas de filosofía Aristotélicas y platónicas, mientras que a su vez, igualmente por esos años se sintió atraído por las propuestas megaricas, sin embargo tampoco logro empatía perpetua con ninguna de estas, arropó algunos de estos postulados pero prefirió entonces crear su propia escuela en la que realizo una especie de fusión de pensamiento de la escuela cínica y otras que le resultaron atractivas de escuelas como la casa filosófica de Heráclito.

Su lugar principal de enseñanza era un sitio conocido con el nombre de "pórtico" cuya traducción seria la que finalmente terminaría convirtiéndose en "estoicismo", su enseñanza atrajo rápidamente multitud de seguidores, quienes serían los que más tarde se encargaría de difundir su mensaje tras su desaparición física.

Se sabe que el estoicismo fue la última gran escuela de filosofía de la antigua Grecia, y permaneció con profunda vigencia algunos siglos de la era antes de cristo y otros de nuestra era, cuando finalmente el emperador Justiniano, dio la orden de cerrar la última escuela existente a mediados del año 529 dc.

De sus textos más antiguos y el canon desarrollado

por sus principales discípulos queda poca evidencia, sin embargo se sabe que Zenón escribió grandes e importantes obras que de hecho en ellas estaría fundamentada toda la estructura de dicha escuela filosófica.

De sus discípulos más sobresaliente se conoció a crisipo quien resulta ser indudablemente el más resaltantes, de hecho fue quien dirigió la escuela estoica desde el año 232 ac hasta mediados del 208 ac año en el que falleció, este sería quien perfeccionara el canon estoico, y quien realizo profundamente las ideas de Zenón y las sistematizó, pero de todo esto lo que podría quedar en vigencia aún son algunos restos muy pequeños de alguno de sus escritos, de resto, este se perdió y no se tiene ningún registro de ello.

Por su parte el estoicismo está dividido en tres eras conocidas, la primera de ella la acabamos de mencionar de forma más o menos clara que sería conocida como el estoico antiguo y quien llevo dicha escuela seria crisipo, como ya hemos mencionado fue quien se encargó de dirigir dicha escuela entre el año 232 – 208 ac fue tan marcada e importante la participación de crisipo en la escuela estoica que se llegó a decir que sin crisipo no habría existido tal escuela filosófica, se puede argumentar entonces que uno de los más fuertes pilares y fundamentos de la estoica es la filosofía de crisipo.

Incluso otros pensadores futuros en su profunda admiración por crisipo llegaron a opinar "si *los dioses se ocupan de la dialéctica, utilizan la dialéctica de Crisipo*" se dice que este filosofo escribió más de 700 tratados sobre la lógica, ética y la física, sin embargo lamentablemente tampoco contamos con registros más que algunas pequeñas partículas de estos tratados realmente importantes para la historia del estoicismo.

Estoicismo medio.

Esta sería la parte intermedia en el proceso de evolución del estoicismo y su duración se encontrarían entre el siglo II y el siglo I ac Panecio de Rodas 180 – 110 ac sería uno de los mayores influyentes en el estoicismo medio, este introdujo en la escuela romana de la filosofía estoica algunas modificaciones entres la que se encuentran ideas platónicas y aristotélicas, su única finalidad al parecer era desarrollar un pensamiento más elevado de los ya planteado por los principios estoicos, de todo esto es donde surge la conocida tendencia ecléctica, es decir, un intento profundo por tratar de conciliar ideas y pensamientos ce distintas corriente de pensamiento y de diversos sistema.

Mientras tanto Posidonio 155 – 51 ac fue otro de los grandes pensadores que le dieron forma al sistema de pensamiento de la escuela estoica para los periodos de le estoica media, la gran cantidad de tratados filosóficos le hicieron merecedor de mucha admiración para el momento, en Rodas inspirado en la figura de posidonio se fundó una escuela de pensamiento donde personaje de mucho renombre en varias oportunidades le fuero a escuchar personalmente,

Estoicismo nuevo o romano.

Este periodo está comprendido en la existencia de la escuela filosófica estoica en los periodos correspondiente al siglo primero hasta mediados del siglo tres de nuestra era , los personajes influyentes más destacados de esta era filosófica de la escuela de Zenón serian importantes pesadores como Séneca, Mufonio Rufo, Epicteto y Marco Aurelio.

2

ESTOICISMO, EPICUREÍSMO Y ESCEPTICISMO

*L*a filosofía estoica se puede resumir básicamente en un sistema de pensamiento que propone libertad plena del ser y su completa tranquilidad tan solo poniendo a un lado las comodidades materiales, es decir restaban algún tipo de importancia a las fortunas que se pudieran acumular en la vida, por su parte estos proponían el placer de vivir en una vida que estuviera completamente dedicada a la razón y la práctica y exaltación de las virtudes.

La filosofía estoica tenía una especial observación en la naturaleza del ser, y en esta enfocaba su manera objetiva o norma para evaluar las leyes y aquellos organismos sociales entre los que se encontraban también aquellos que formulaban dichas leyes.

Por su parte en la primera era del estoicismo, los estoicos antiguos se destacaron por dividir la filosofía en tres partes, que serían la lógica, la física y la ética.

- *La lógica:* los estoicos tenían una observación muy particular respecto a la lógica y estos tenían la tendencia de verla más allá de lo que normalmente podría verse, a sus teorías sobre la lógica le agregaban elementos de la epistemología (estudio de la naturaleza del conocimiento), la retórica (estudio de los procedimientos y técnicas de utilización del lenguaje), y la gramática (reglas y principios sobre el uso de las palabras), desarrollando de esta manera en lo concerniente a la lógica como método filosófico una lógica inductiva.

- *La física:* el estoicismo reflejo en el campo de la física su atracción por la física de Heráclito, estos proponen a la física como el estudio profundo de la naturaleza y esta la pueden considerar desde tres vertientes fundamentales, los seres divinos, los animales y los humanos, los estoicos asumen una óptica de la naturaleza como un fuego creador.

- *La **ética:*** la manera particular en que los estoicos observan la ética requiere especia atención, según estos al estar todo estrechamente ligado, los acontecimientos universales por su parte estaría determinados por el logos universal, y no tendríamos entonces otra alternativa que aceptar nuestro destino, la virtud, de la misma manera que el concepto del bien esta solo en vivir de acuerdo a la razón y evitar por todo medios las pasiones.

Entonces el pensamiento del estoicismo podríamos resumirlo en la expresión de su filosofía que manifiesta que "el sabio ideal es aquel que vive conforme a la razón, está libre de pasiones y se considera ciudadano del mundo".

Epicureísmo.

Por el lado del epicureísmo, se trata de una doctrina griega que surge años antes del estoicismo para mediados del siglo IV ac, cuyo nombre hace referencia directa a su fundador el filósofo Epicúreo,

La filosofía de Epicuro por su lado tiene como meta principal la búsqueda de la felicidad pero a diferencia del estoicismo esta se enfoca en la búsqueda de placeres de manera inteligente, las amistades entre correligionarios, y la práctica de la tranquilidad procurando la total ausencia de deseos y temores.

Por lo tanto los epicúreos maneja una filosofía muy práctica, para estos, la filosofía era asumida como una medicina para el alma, al estudiar la filosofía su enfoque es, que no se trataba de asuntos culturales, sino más bien para ser completamente feliz.

En cuanto a ideas como el alma los epicúreos tenían ideas muy particulares, estos asumían por tanto que el alma era parte del dominio físico, por lo tanto era mortal, en relación con la divinidad, epicúreo asumía una tendencia politeísta, creía fervientemente en la existencia de dioses cuya característica principal era el antropomorfismo y estos, según creía el filósofo, Vivian en lugares intermundanos, completamente felices y de espalda a los acontecimientos de nuestro mundo.

El escepticismo.

Por su parte el escepticismo es una corriente filosófica cuya premisa está en la duda de casi todo por no decir absolutamente todo, y digo esto justo porque existen muchas manos (mentes), detrás de esta filosofía, sin embargo podemos señalar como uno de sus promotores inicial al filósofo pirron uno de los fundadores de una de las dos escuelas de escepticismo que existían (la romana y la griega), este coloco la duda como el punto principal de la filosofía, una de sus frases más celebres fue, suspende el juicio.

El escéptico es aquel que pone en duda de manera tajante todo aquello que es asumido como verdad, una de las premisas del filósofo pirran era que este *"no afirmaba nada, solo opinaba"*, otra de las premisas más famosas del mundo del escepticismo es la frase de Sócrates "solo sé que no se nada"

3

PILARES FUNDAMENTALES DEL ESTOICISMO

omo toda corriente o escuela de filosofía o en el dominio que sea, siempre existen una estructura fundamental que es donde se sostiene todo el edificio de ideas o teorías que sostiene dicho planteamiento, vamos a revisar cuales serían entonces esos pilares donde esta aparcada toda la estructura de esta escuela filosófica tan importante y resaltante en estos momento, donde sus ideas están siendo revividas por algunas escuelas de pensamiento moderna.

Ignorancia de la acción externa.

El primer paso que nos brinda esta escuela filosófica y que bien podría ajustarse a nuestra vida moderna, que desde luego seria de un aporte significativo para el moderno de la cultura que este sea, sin duda es esta, dejar de lado todo aquello que nos grita el mundo exterior, desde luego no se trata de ninguna manera que no tomemos en cuenta la posibilidad de escuchar algunas ideas a manera de concejos que los agentes externos puedan aportar, sin embargo dedicarnos a estar interesados en la vida, acciones y comportamientos de estos es una verdadera pérdida de tiempo, y más aún, de ninguna manera deben ser estos los que determinen cual será el rumbo por el que anduviera tu vida por sus opiniones sean cuales sean.

El mundo que nos rodea en la actualidad está repleto justamente de eso, de una exposición exagerada de vidas a través de un sinfín de mecanismos como por ejemplo redes sociales, que tienen como objetivo distraernos de nuestros propósitos de vidas y mantenernos en un profundo letargo haciéndonos participe de vidas ajenas y asumiendo roles en la propia basada en asuntos de prejuicios y patrones sociales realmente dañinos.

Ya había dicho marco Aurelio alguna vez: *"gastar ingentes cantidades de tiempo en especular acerca del vecino te distrae de la fidelidad a tu misión en el mundo, ya que implica una pérdida de oportunidad para realizar las tareas que mejorarán tu vida y la de la sociedad.*

De esta idea entonces se deprende una idea fundamental que debemos evaluar y no es otra que enfoque: mantenerte enfocado es una manera de decir, "quita la mirada de la distracción", una persona que conduce un auto debe estar plenamente concentrado y haciendo uso de todas su facultades para llegar al fin que desea, si este se deja atraer al punto de crear una fijación muy larga en asuntos externos fuera del camino, indudablemente se saldrá del carril.

Mantenerte enfocado te generará placer por el mismo hecho de saber que estás haciendo lo que te causa placer hacer, además, esto se puede traducir en un ahorro importante de recursos como por ejemplo el tiempo, que sin duda es un recurso completamente no renovable, tiempo perdido jamás volverá a ti.

Además de todo lo dicho anteriormente, mantenerte enfocado te puede ayudar también a optimizar lo que decidas realizar en la vida de manera que esto a lo largo del tiempo se ira traduciendo en excelencia, entonces, hay demasiadas cosas importantes en la vida por hacer, perder el tiempo no es una de esas opciones, enfócate y deja de lado todo aquello que te roba tu productividad o te mata el rendimiento.

Eliminación de lo superfluo.

Al parecer casi todas las civilizaciones antiguas, incluso en el mundo moderno aquellas que mantienen una conexión con las tradiciones antiguas, han tenido como característica fundamental darle mucha importancia al tema de la muerte, sin embargo un el contexto occidental del siglo XXI por alguna extraña razón sentimos cierto temor cuando se nos habla de la muerte.

La razón es sencilla, este mundo moderno caracterizado por ser una sociedad altamente materialista, hemos aprendido a apegarnos profundamente al sistema corriente del mundo, sin recordar que algo hay verdaderamente seguro en la vida y no es otra cosa que la muerte.

Ser conscientes de esta gran realidad, de pronto incluso familiarizarnos con el tema de la muerte, nos haría ver lo fugaz que es la vida, hay que entender entonces que todo aquello carente de verdadero valor tanto para nosotros como para la sociedad en general, no debería de ninguna manera ser lo que ocupe la mayor parte de nuestras vidas.

Hemos sido diseñados por el mismo sistema en el que estamos envueltos a dedicar exagerada importancia a estos asuntos, dejando de lado aquellos que realmente son lo que aportaran felicidad y productividad al transitar por el que andamos.

Para hacer una correcta eliminación de esas cosas superfluas en nuestras vidas, evalúa la posibilidad de tomar algunas acciones que determinaran el éxito en este propósito.

1. *Identificación:* la tarea inicial será identificar cuáles son esas acciones, tareas o asuntos que estamos realizando en la vida que nos aportan cero beneficios y restan productividad en nuestras vidas. En un mundo tan severamente cargado de distracciones uno de los más significativos peligros que pueda enfrentar el hombre moderno es perder el tiempo.

Es que perder el tiempo es algo verdaderamente sencillo en la modernidad, ya nadie se dedica a construir relaciones sólidas, aprender un arte, o dedicar la vida a aquello que dejara un legado, todos o casi todos estamos en Facebook distrayéndonos en las falsas vidas que han sido programadas para contarnos con el fin de perder el tiempo.

1. *Planificación:* una vez identificada esas situaciones superfluas que son las que te están robando productividad, el siguiente paso a seguir ese este, elabora un plan de acción a través del cual puedas de manera sistemática ir dejando de lado eso que te roba la efectividad y hace tu vida menos productiva.

2. *Haz lo opuesto:* la manera más eficaz que existe para dejar de perder el tiempo, es efectivamente realizar aquello opuesto a lo que has venido haciendo, invierte ese tiempo que has estado dedicando a asuntos de poca productividad en asuntos más productivos.

3. *Da el primer paso:* bien dijo alguien *"un camino de mil millas comienza con el primer paso"*, podría parecer incluso necio anotar este punto en esta ocasión, si bien es cierto que un plan de esta categoría requiere acción, la gran verdad es que no todos lo

aplican, la procrastinación se ha convertido
en el amigo de un gran número de
individuos de la generación actual.

Planificar es algo que todos podemos hacer a diario,
llevar a cabo dichas acciones, no necesariamente,
estoy convencidos que casi todos iniciamos dieta,
gimnasio, o mejores hábitos de alimentación en
enero, ya estás en la siguiente navidad y nada ha
sucedido.

No se trata de hacer un plan y no más, oblígate a dar
el primer paso, los logros van sucediendo de manera
progresiva, así que hazte metas cortas y procura de
forma progresiva pero objetiva lograr eso que te has
propuesto, no pierdas más tu tiempo.

Percepción de la realidad

Una corriente moderna muy en boga ha tratado de
vendernos una idea cuyos principios podrían estar
fundamentados en ideas reales y principios podero-
sos, se trata de una corriente conocida como la afirmación positiva, no es una negación a priori sobre la
realidad que existe en dicha afirmación, lo que
creemos es consecuencia de lo que pensamos, y
culpable de lo que hacemos, de acuerdo, sin embargo
de la corriente que ocupa en este momento es esa

falsa corriente surrealista que trata de robar la capacidad de apreciar objetivamente las cosas como vienen sucediendo.

A esta acción que algunos quieren venderla como novedosa y positiva vamos a denominarla como el efecto avestruz, se trata de aquel inmenso ave que ante algunas situaciones particulares de su vida esconde la cabeza en un hoyo en el suelo intentado escapar de la realidad, desde luego esto no significa que a realidad no esté ahí.

Una declaración por sí sola no te aleja de una profunda verdad, y esa verdad no es otra que el ser consciente que la realidad está ahí y no se ha ido, tratar de ignorarla podría rayar en la necedad.

Negar que algunas circunstancias están sucediendo no resolverá el problema, el secreto está en saber que eso está ahí, saber que está sucediendo y tomar la acción correcta ante esa situación.

Digámoslo de otra manera: no se trata de la circunstancia, se trata de tu actitud ante la circunstancia la que puede ser realmente determinante, debemos aceptar en primer lugar que lo que está sucediendo es una realidad y en base a esto, es decir una percepción sincera de la realidad, asumir la actitud correcta, la que nos ayudara a salir del lugar, la situación o circunstancia por la que estamos atravesando, algunos pasos podrían ser interesantes y de fácil aplicación para salir de ello.

La escuela filosófica estoica asumió las emociones como pasiones, y este proceso teórico las dividieron en tres clases, buenas, malas y una tercera, indiferente.

Por su parte Marco Aurelio enseño que las emociones que puedan tener características destructivas solo podrían ser consecuencia de grandes errores en la manera en que los individuos podemos percibir el mundo, de manera que, todo consistiría en enfocarse justamente en estas emociones para aprender y llevar a tener un dominio absoluto de estas.

La dicotomía del control

Esto vamos a explicarlo de la manera más sencilla posible, hay cosa que podemos controlar y cosas que escapan de nuestras manos, en ese planteamiento transcurre esta teoría de la filosofía estoica, esta propone, si algo escapa de mis manos no tiene sentido que me preocupe por ellas.

Asumamos el caso hipotético que seas un músico

emergente y por fin logras tu primer contrato para presentarte frente a un escenario y un gran público, ensayas durante días y días, prepara tu mejor repertorio, diseñas tu mejor show y tienes todo completamente a tono para la presentación.

Una vez pasado todo el proceso y llega el día de la presentación, llegas a la hora y todo está preparado, pero justo al momento de iniciar el show ocurre un incidente técnico, por ejemplo se va la energía eléctrica.

Todo lo que estaba a tu alcance lo hiciste correctamente, la energía eléctrica escapa de tu dominio, por lo tanto no lo puedes solucionar, de acuerdo al estoicismo ponerte a llorar por esta situación resultaría un verdadero sin sentido, es más, juzgar tu autoestima y tu merito musical por una situación que en realidad estaba fuera de tu alcance es algo verdaderamente ridículo.

Entonces, lo que debemos observar de lo dicho, es que si algo que está saliendo mal está en tus manos está bien preocuparte y tomar el control para mejorar dicha situación, pero si eso escapa de tus manos no tiene ningún sentido que esté sufriendo por ello, el rey salomón expreso lo siguiente "… comamos y bebamos que mañana moriremos…" esta expresión encierra una enorme verdad, si la muerte es algo que no puedes controlar, ¿porque preocuparte tanto por ella?, esfuérzate por hacer lo que en vida puedes resolver y está realmente dentro de tus capacidades.

Reconciliación con el fracaso.

La idea moderna de ver los fracasos como una posibilidad de escalar, en asuntos de aprendizaje y desarrollo, en realidad no es tan moderna, los estoicos en sus postulados no se dejan tomar por sorprendidos ante las posibles "caídas" que pueden tener, de hecho, estos ven el llamado fracaso como una de las mejores oportunidades para aprender, esta actitud sin duda alguna es una excelente metodología para crecer como persona y avanzar fuera del estancamiento.

En realidad podemos decir que los fracasos solo podrían conjugarse como tal cuando llego solo hasta el fracaso, pero un "fracaso" del que te repones y decides avanzar sin detenerte, en realidad es un aprendizaje de verdadero valor.

Por esta razón, ante el fracaso las opciones son verdaderamente limitadas, de hecho solo tienes dos, perder por completo la motivación y sentarte a lamentarte, o aprender la lección e impulsarte para empezar de nuevo con mayor ímpetu, con un gran aprendizaje.

Superar una situación de fracaso es verdaderamente posible, pero más que eso una necesidad, ¿que debes hacer cuando estas en una situación que podría considerarse un posible fracaso?

1. **Practica la aceptación**: lo primero que debes hacer es aceptar que eso sucedió y que sea como sea se escapó de tus manos, ten siempre en la mente que aunque los fracasos no son la mejor circunstancia por la que puedas pasar, en la vida nada es perfecto y el fracaso es un posibilidad que está siempre latente para todos los seres humanos.

2. **Se auto misericordioso**: no te juzgues, no te culpes, perdónate a ti mismo por haber fallado, observa con atención la situación y crea consciencia de que todo en la vida es circunstancial, nada dura para siempre, ten paz contigo mismo, eso va a pasar y lo vas a superar.

3. **Recupérate**: debes pasar la página si porque si, mantenerte atado mentalmente a esa circunstancia, lo único que va a lograr es

generar temor e inseguridad para una posible segunda vez, debes perdonarte insisto, y ver el fracaso como algo normal, como parte de la vida, mantenerte aferrado a ese recuerdo, será solo una razón para mantenerte en un estado constante de frustración y ansiedad que lamentablemente no aportara más que la posibilidad de cometer nuevamente los mismos errores.

4. **Saca el mayor provecho**: tienes que lograr que eso se convierta en algo a tu favor, es decir, es momento de sacar partido de todo eso que te viene aconteciendo y volverlo a intentar a partir de la enorme experiencia que has adquirido.

Es así y solo así que los fracasos dejaran de llamarse fracasos, desde luego debemos reducir a su máxima expresión la posibilidad de reincidencia de los errores que llevaron a cometer el fracaso, pero dejar de intentarlo por el hecho de haber fracasado carece de todo sentido.

Respecto a lo anterior, encontramos una frase muy interesante, *"si no estás cometiendo errores es que no estas avanzando, pero si estas cometiendo los mismos errores es que no estas aprendiendo"* y en efecto, los fracasos son parte del camino pero solo (valga la redundancia) de quien camina, quien se pueda jactar de que no está cometiendo ningún error, es sin duda alguien que está en un estado de quietud, no está haciendo nada.

4

ACEPTA LO QUE ESTA FUERA DE TU ALCANCE

*Y*a mencioné en el capítulo anterior como el pensamiento del filósofo griego epíteto, enseño que aquello que se sale de nuestras manos no tiene por qué causar un efecto mayor en nosotros, de hecho en una magnifica frase este ilustre pensador manifestó lo siguiente *"si voy a morir, moriré cuando llegue el momento. Como me parece que aún no es la hora, comeré porque tengo hambre",* en efecto, ¿Quién tiene el control sobre la vida y la muerte? La respuesta más practica a esta interrogante seria en todo caso ¿quién no tiene el control? Y la respuesta es ninguno de nosotros.

Un día una llamada telefónica de un amigo fue verdaderamente dura de escuchar, este me contaba la situación de salud tan fuerte de su padre, de hecho había sido desahuciado por la ciencia médica, los días de vida estaban contados para el papá de mi amigo y lo peor era que este, a pesar de la situación crítica de salud estaba completamente lúcido, mi amigo me contaba en medio de la desesperación que el peor trabajo que le correspondió en la vida fue tratar de convencer a su papa que aceptara la muerte con resignación, es que en realidad ni él mismo estaba dispuesto a aceptarla.

Tener que decir adiós a un ser querido para siempre, resultara en todo momento un acto de profundo dolor, el problema principal podría radicar en la característica moderna con la que relacionamos el tema de la muerte, alguien me decía hace muchos años, *"amigo, la muerte es parte de la vida"*, es imprescindible cambiar la manera en que nos relacionamos con el asunto de la muerte, sin embargo no es el tema en este momento.

Lo que se quiere reflejar con esta situación emocional tan profundamente triste como la que estaba atravesando mi amigo, era precisamente entender que no había forma de cambiar esa realidad, quien tiene el control de la vida y de la muerte es el único que podría hacer algo; todos tarde o temprano estaremos en una situación parecida, en la circunstancia que sea, todos algún día estaremos al borde del precipicio que separa la vida de la muerte.

Veamos algunos pasos sencillos que podrían servirnos como un pequeño método para enfrentar esas circunstancias que podrían escapar de nuestras manos de manera saludable.

- **Despierta la conciencia:** en primer lugar, ¿Qué es despertar? Sobre todo cuando lo enfocamos en la vida, despertar tiene dos características principales, desaprender, y luego aprender nuevamente, desprender es una de las cosas más difíciles que pueda existir, toda la estructura mental de toda una vida esta rígidamente grabada en tu mente.

Desaprender se trata prácticamente de romper con toda esa estructura mental que te has forjado durante toda la vida y que de hecho han formado el perfil de persona que resultas ser en este momento, entonces no es para nada una fácil tarea, pero si es necesaria para dar el paso del que estamos ocupados en este momento.

Despertar la conciencia entonces debe tratarse de dejar toda la estructura mental atrás y aprender a aceptar la vida tal como en realidad es, no verla con el filtro de los prejuicios que alguien pudo haber incrustado consciente o inconscientemente en la vida.

La conciencia podría definirse como un conocimiento que puede el ser humano tener de su vida, sin embargo en el sentido teórico más estricto del término podría estar limitado a ser conjugado en tiempo verbal pretérito, la conciencia debería tener una connotación más amplia no solo de lo que pasó, sino de lo que pueda pasar, del entorno, es decir tener un plano completo de lo que está a tu alrededor en términos de tiempo, espacio y circunstancia.

Cuando por ejemplo invitas a tu niño a ver una película, y esta resulta que podría tener algunas escenas con contenido no apto para menores, automáticamente se despierta la conciencia, estás alerta ante la posibilidad de la aparición de una escena inadecuada para tomar una acción.

Esa misma debe ser la correcta actitud del ser en la vida en su totalidad, que nada te tome por sorpresa, pueden suceder mil cosas ante un proyecto determinado, sobre todo asuntos que escapan de nuestras manos no dejes que esto arruine tu perspectiva de la vida.

- *No negar la realidad:* el estado de negación es el peor enemigo del individuo, sé que lo que diré a continuación podría ser juzgado de indolente, pero ante la situación de mi amigo habían dos posibles caminos, uno de estos el de aceptar que esta era la realidad pues a fin de cuenta todos algún día nos enfrentaremos a ello.

Aceptar *esa* realidad podría haber sido un buen motivo para disfrutar hasta el último momento de la vida a cada uno de esas personas que hicieron tu vida feliz, brindar el mayor amor que aun en vida tienes, ordenar cualquier cosas que hayas dejado pendiente, pero sobre todo disfrutar cada uno de esos últimos días que el creador te esta regalando de vida, pues a fin de cuenta es tu despedida, no volverás a ver nada de eso más.

¿Cuantas personas se fueron de este plano físico sin la mediana oportunidad de decir adiós a sus seres queridos? Muchos de nosotros posiblemente tuvimos que dar el último adiós a nuestros seres queridos sin haberlos visto partir, pues esta era la vía más adecuada que pudo haber adoptado.

El otro camino era el de renegar y pasar los últimos días de su vida amargado quejándose de una situación que si bien resulta dolorosa escapa de nuestras manos, no hay alternativas, tarde o temprano sucederá, cerrarse ante esa situación, negar lo que está sucediendo solo hará más duro el camino.

De nada sirve cerrar los ojos y tratar de creer que nada está pasando, la verdad es que si está sucediendo, ese problema si está ahí, debes ser consciente de ello y adoptar la posición correcta, asumir la realidad, eso de seguro generara menos dolor y por ende menos frustración.

- *Enfrentar tus miedos:* el miedo es un instinto natural de supervivencia que naturalmente poseemos todos los seres humanos, el miedo deberá ser algo en realidad positivo, pues a través del miedo podemos mantenernos alerta para poder actuar con eficacia ante ciertas eventualidades que podrían traducirse en peligro.

Sin embargo, un miedo fuera de control se convertiría fácilmente en un enemigo al acecho en nuestras vidas.

El miedo brinda ciertos beneficios, gracias a los miedos se despierta nuestra capacidad de análisis y podemos ver con mayor claridad ciertos objetivos en la vida. Es que tener miedo no necesariamente tiene porque estar mal, el detalle podría estar en qué hacer ante esa realidad de los miedos.

Ponernos cara a cara ante nuestros miedos es la única manera de poder sacara el mejor provecho de ellos, la verdad de todo esto es que un alto porcentaje de nuestros miedos surgen como consecuencia de situaciones no reales, podemos en algún momento estar llenos de temor basados en una suposición de algo que podría suceder y no objetivamente de algo que esté sucediendo, o que realmente haya un indicativo serio de que es algo que en realidad pueda suceder

- *Dale un mejor enfoque:* si en realidad tenemos la seguridad ya, y la conciencia de que es algo que escapa de nuestras manos, no tenemos alternativa, la mejor terapia entonces sería sin duda esta que estamos mencionando, debemos cambiar el enfoque de dicha situación.

Debemos aprender a desarrollar la capacidad de aceptar todo lo que sucede a nuestro alrededor que escapa de nuestras manos, si vas en tu automóvil rumbo al trabajo, y de pronto te encuentras en un embotellamiento, ponerte a gritar como un disociado y discutir con el chofer que está delante de ti, no mejorara la circunstancia, alguien podría decir, ¡ah, es que tú no tienes el jefe que tengo yo! Y en realidad es una gran verdad.

Sin embargo ¿que podría suceder, que te despidan?, eso también escapó de tus manos, no se trata de ninguna manera de tomarnos la vida sin responsabilidad, mira bien hacia donde me estoy dirigiendo, estoy hablando exclusivamente de las cosas en las que tú no tienes el control.

En lugar de ponerte a gritar, pelear y causarte un daño que podría degenerar en una ulcera estomacal, dale gracias a la vida porque te regalo un espacio para escuchar tu música favorita, cierra las ventanas de tu auto, enciende el aire acondicionado y pon la música de tu preferencia, es tu momento, es un regalo de la vida.

5

ENCUENTRA TU CAMINO Y AVANZA

*L*a estoicismo al igual que el epicureísmo, plateaban toda una estructura filosófica con algunas características semejantes y algunas en las que diferían, sin embargo una características que tuvieron en común seria encontrar el camino a la felicidad.

Todos estamos en la orilla de ciertos caminos que nos puedan ofrecer distintos destinos, nadie vino para mantenerse a la orilla del camino a ver como el mundo transita, ahora bien, no importa el camino que decidas tomar, solo debes asegurarte que este te conduzca a la superación humana.

La realización como fin de la superación.

Muchos filósofos que han tratado de interpretar este

tema de la realización han llegado a un acuerdo mutuo y es que todos concuerdan con asumir que la realización de un individuo está estrechamente ligado con la idea de ser feliz, de manera que podemos decir que el deseo de toda persona es sin lugar a dudas la felicidad, pero, ¿Qué es la felicidad?

En primer lugar vamos a enfocarnos en lo que no es la felicidad, la felicidad tiende a confundirse con ese estado repletos de sentimientos que en algunos momentos muy particulares los seres humanos podamos experimentar, sin embargo eso no necesariamente podemos llamarlo felicidad, pudiéramos estar frente a situaciones de alegría, excitación o apasionamiento amoroso.

La felicidad lleva un enfoque aún más perdurable en la vida, no se trata de experimentar algún sentimiento especifico, sino más bien se trata de un estado en el que se puede encontrar el ser.

La felicidad es paz, la felicidad es satisfacción, se trata de estar tranquilo casi que inamovible, porque cuenta con las garantías de sentir que esta donde y como quiere, que tiene el control de su vida, este sería entonces el objetivo de todo ser humano, llegar a disfrutar de excepcional estado de goce y disfrute, esta podría ser la puerta hacia la realización del ser.

Una persona que encontró la felicidad, que esta pleno, podría incluso enfrentarse a situaciones difíciles, que alguien sin la conciencia suficiente lo podría asumir como infelicidad, para este solo resulta un momento del transitar en la vida; la persona que está feliz camina entonces a pasos firmes y puede llegar a cualquier puerto.

La felicidad es el vehículo que te lleva a ese propósito de la superación, así como mencionamos en el capítulo anterior, el miedo y otros factores podrían ser los obstáculos más grandes que podría estar enfrentando en el camino hacia tu desarrollo como persona.

Dentro de la misma estructura estoica podríamos encontrar un alto número de indicativos del camino por el que debemos andar para garantizarnos una vida de mayores triunfos, una de las cosas que debemos recordar es quitar la fijación de agentes externos que en realidad no moldean nuestras vidas ni tienen nada que ver con la manera que vivimos. ya que lo que somos es producto únicamente de nuestras propias decisiones, por lo tanto hagamos hincapié en que se trata de nosotros mismo y de nadie más, por ello, se trata es de superarnos a nosotros mismos cada día, la competencia es conmigo no con nadie más.

- ***Mantén la vista puesta en un objetivo:***
  nuevamente encontramos que todo se trata de enfoque, no debes perder el tiempo en cosas superfluas tal y como ya dijimos, el tiempo es nuestra mayor materia prima, nada podemos hacer sin tiempo, de manera que es una verdadera deshonra no darle el valor que en realidad tiene, el tiempo es invaluable.

Debes grabarte esto para siempre, cuando trabajas en alguna empresa no estas vendiendo tu conocimiento ni tu destreza, eso que haces de seguro alguien puede hacerlo y quizás mejor que tú, lo que en realidad estas vendiendo es tu tiempo, eso es lo que en verdad vale, así que si trataras a tu tiempo con la misma eficacia que lo hacen tus jefes sin duda tu vida sería mucho mejor.

De manera que, no pierdas de vista tu objetivo no tienes nada que estar buscando por otros lados, cuando tus objetivos están completamente claro tu enfoque debe mantenerse exclusivamente en ellos.

- *Elije bien tus relaciones:* ya decíamos antes que si supiéramos lo fugaz que es la vida aprovecharíamos más el tiempo, las relaciones incorrectas son un foco indudable de tiempo perdido, de distracción, esta premisa es tan cierta que aun en la biblia podemos leer *"las malas compañías corrompen los buenos hábitos",* aunque nos empeñemos en negar esto, la verdad es que las malas juntas no dañan tan solo a alguien que esté en el proceso de formación o que tenga algún tipo de debilidad emocional, la realidad de todo es que dañan incluso a aquel que ya tiene bien definido buenos hábitos en su vida.

- *Hazte responsable:* recuerda que todo aquello que está bajo tu dominio es de tu completa y absoluta responsabilidad, dentro de estos parámetro no debes culpar a nadie pues es solo tu decisión permitir que sucedan las cosas como vienen sucediendo, lo único aquello de lo que no podrás responsabilizarte pero por ende no deberás dejar que te aparte de tu propósito será de aquellas cosas que en realidad no son posibles alcanzarlas por ti mismo.

Decir que nada puede sucederte sin que esté en realidad bajo tu control en los términos ya entendidos, no sería para nada una exageración, es exactamente como se está diciendo, tu pasado en realidad podría ser consecuencia de algo meramente circunstancial, pero tu presente y tu futuro es tu decisión, vas a estar mañana donde decidas hoy que vas a estar.

De manera que decide avanzar, decide superarte y tomas las acciones para que mañana puedas disfrutar los beneficios de haber hecho aquello que soñaste.

- *Es hora de caminar:* que hermosos son los miles de planes y proyectos que tenemos todos en nuestras mentes, lo único que se hace verdaderamente triste es que ni el 5% de todas las personas del mundo con sueños y proyectos se atreven a dar un paso en pro de sus sueños.

Nada tiene sentido si soñamos y no planificamos, pero de nada sirve si planificamos y no avanzamos, debes hacer todo cuanto sea necesario para que ese sueño se convierta en una realidad, alguien dijo en una oportunidad, *"si lo puedes soñar, lo puedes hacer"*

Para comenzar a caminar debes considerar lo siguiente: una vez que tengas elaborado todo el enfoque de lo que quieres y a donde es qué quieres ir, deslastrado ya de toda esa cantidad de personas dañinas que detienen tu avance, y convencido que eres solamente tú el gestor y promotor de tu camino, entonces plasma tu sueño en un papel, elabora el plan de acción, fija fechas y metas claras y ahora da el paso, comienza a caminar en pos de tu superación personal.

6

TIEMPO, ORDEN Y ORGANIZACIÓN

*T*iempo.

Desde el momento en que nuestro pequeño corazón empezó a latir en el vientre de nuestras madres, estamos inmediatamente inmersos en uno de los elementos que estará presente durante toda nuestra vida y que será un recurso invaluable, ya hemos dicho antes algo al respecto sobre este recurso, desde luego que estamos hablando del tiempo, desde la concepción entramos en una línea recta que va de un punto "X" (la aparición de la vida) a un punto "Y" (la muerte) nacimos para morir, esto es una realidad invariable, desde que se da el milagro de la concepción empezamos a caminar rumbo a la muerte.

Cada día que pasa es un día menos que se nos descuenta del banco del tiempo, y esto no tienen rembolso, de manera que un día que hayamos perdido no habrá manera de recupéralo, no podemos darnos el lujo de perder tiempo en la vida, tenemos una sola de estas, y un solo número de horas por día, no hay tiempo que perder.

Lograr los objetivos de la vida de la mejor manera, se hace sin duda alguna aprovechando al máximo el tiempo, pero esto no va solo, la mejor manera, sino la única de aprovechar muy bien el tiempo y sacar lo mejor de nosotros en el menor tiempo posible requiere dos elementos adicionales, orden y organización.

El orden

Aunque pareciera una redundancia en realidad no lo es, ordenar y organizar son dos asuntos cercanos, se puede decir que son parientes pero no son los mismos.

El orden está referido al sistema o forma metódica en el cual se deben posicionar las cosas, como se nos enseñó en casa cuando éramos chicos, "cada cosa en su lugar", indudablemente, hablando de cosas más allá de la idea de objetos físicos o tangibles, cada cosa de la vida debe estar ubicada en su justo lugar, será la única manera de poder sacarle el mayor provecho al tiempo en nuestras vidas.

Cada cosa de la que ocupa nuestro tiempo debe ser considerado de la misma manera, incluso por orden de prioridades como ordenamos objetos, que es lo que vamos a realizar para superarnos, cual es el método que utilizaremos para lograr la superación personal, entonces demos orden, los estudios, la familia, mis necesidades básicas, los amigos el entretenimiento, etc.

Para poder descifrar de manera correcta la diferencia entre orden y organización veamos lo siguiente a manera de ejemplo: el orden sucede cuando le dijiste a tu hermanito menor una y otra vez que acomode su habitación, que elimine todas las cosas que están fuera de su lugar, y el en un acto de obediencia lo hizo como le indicaste, a eso llamaos "orden"

Más tarde en medio del orden le pides a tu mismo hermanito que te preste su compas para hacer una tarea pero este no la encuentra, normalmente habría estado tirado en cualquier rincón, pero ahora está todo en orden y no encuentra nada, eso es ser desorganizado, en pocas palabras hay orden pero desorganización.

La organización.

La organización hace mayor referencia a un método, una forma que decidimos de como lograr aquello que nos proponemos, primero creamos un orden en nuestras vidas, ya dejamos de lado las cosas superfluas, echamos a un lado a las compañías toxica, deje de perder tiempo e las redes y ahora lo comparto con mi familia, ya no me quedo como de costumbre perdiendo tiempo y dinero en la cantina, ahora paso tiempo de calidad con las personas que lo merecen.

¡Maravilloso! ahora corresponde crear un mecanismo, una forma metódica de darle ejecución a esas cosas que harán la diferencia entre el querer y el hacer, esto entonces se podría llamar organización.

La única manera de sacar el mejor provecho y de optimizar nuestro tiempo es esta, no hay más, orden y organización, de allí se puede desprender cualquier otra cantidad de situaciones o elementos pero de aquí podremos partir para lograrlo.

7

GESTIONA TUS EMOCIONES

Según ya hemos visto, las emociones son expresiones muy personales que surgen de la interpretación individual de una realidad, cuando una situación particular es vista desde mi punto de vista como un elemento de peligro, entonces puedo interpretar que eso da miedo, y a raíz de mi interpretación entonces asumo una posición de miedo y tratado de escapar al peligro planteado por mis emociones.

Estas emociones podrían condicionar mis acciones si no las manejo con el debido cuidado que hay que tener, aunque esa reacción de miedo haya surgido por una situación externa que me llevo a esa conclusión, no es indicativo esto de ninguna manera que sea correcto eso que a través de mi percepción recibí.

Por esta razón es que se hace de suma importancia hacer una gestión correcta de nuestras emociones, no pueden ser las emociones que gobiernen nuestras vidas, debemos ser nosotros los que tengamos el control de nuestras emociones,

Una vez que dentro de tu orden de vida has decidido alejarte de un vejo "amigo" con el que por poco caes en el mundo del alcoholismo, y este reaparece apelando a esa amistad que durante muchos años han tenido no la puedes abandonar ahora, sería un acto profundo de deslealtad contigo mismo ceder ante las manipulaciones así haga que tus senti-mientos sea levemente movidos por dicho chantaje, es justo ahí que debes gestionar tus emociones, mantente firme ni siquiera ante las pretensiones de tu amigo, más bien de las pretensiones de tus emociones.

No se trata necesariamente que los sentimientos sean el enemigo, pero ellos no son lógicos, y en el sistema estoico premia la lógica por encima de los sentimientos, un sentimiento desenfrenado podría llevar a un individuo a cometer actos irracionales y comportarse como un completo animal que no utiliza un poco la cabeza.

De acuerdo a los postulados estoicos, las personas vulgares de manera natural cuando se encuentran frente a una impresión su reacción seguramente será expresada desde su vulgaridad, es decir no mostrara ninguna virtud, esto sería entonces esas pasiones desenfrenadas de las que hablamos.

El reto en definitiva es lograr un estado de tranquilidad dentro de las emociones, ante la primera impresión lo siga la interpretación y finalmente una acción acorde con esa interpretación lógica de dicha impresión.

8

ESTABLECE PRIORIDADES, CONSTRUYE TU SENDERO

*P*or lo general aquello que normalmente vivimos juzgando de falta de tiempo, podría no ser otra cosa que falta orden, según vimos en capítulos anteriores, la regla principal es establecer orden y organización en la vida, también mencionamos que de estas podrían desprenderse otras, y una de esas otras que hablamos la encontramos justo ahora.

Se trata efectivamente de establecer prioridades, la mejor manera de gestionar nuestra vida es esta, dando a cada cosa el justo lugar que merece, y esto además podría ser una señal que le envías a cada elemento particular de tu entorno o tu vida, el verdadero valor que eso tiene para ti.

Si eres un empleado que le corresponde pernoctar en tu área de trabajo durante una semana digamos que por ejemplo la distancia sería una razón, trabajas en una ciudad fuera de la tuya, y tras siete días de ausencia tu primera acción es irte a la calle a tomar tragos con los amigos, y en ultima instancias tomas un tiempo para dedicárselo a los tuyos, ya sabemos que orden de prioridad tienen ellos en tu vida.

En busca del sendero de tu vida, de ese rumbo que quieres darle para lograr llegar a ese punto donde quieres llegar en la vida debes igualmente dar una posición a cada cosa en tu caminar, enfocado en función del orden que diste a cada una de esas cosas.

Enfócate en ese orden de prioridades y busca con ahínco lograr cada una de las metas que te has propuesto alcanzar en el tiempo. Sigue estos cortos consejos.

- *Prepara tu lista.* Has una lista sin ningún orden especifico de todo aquello que debes hacer o conseguir para llegar a tu meta, incluye todo no olvides ningún detalle.
- *Has la selección:* selecciona ahora cada una de las que son completamente posible realizar por tus propios medios, luego tacha aquellas

que escapen de tus manos que estén fuera de ti dominio, es decir que tu no puedas realizar por esfuerzo propio.

- *Enumeración:* ahora enumera según tu orden de prioridades anteponiendo desde luego aquellas que están en primer lugar hasta la última de las tareas y obligaciones.

- *Marca la diferencia entre lo importante y lo urgente:* lo importante es aquello que puedes ir realizando y que de manera progresiva te ira acercando a tu propósito, mientras que lo urgente podría tratarse de una tarea sin realizar cuya fecha de caducidad esté a punto de perderse.

Un pequeño ejemplo de lo que digo lo podemos encontrar en una situación particular a modo de ilustración, suele suceder mucho en los restaurantes en el departamento de cocina, cuando una orden entra esta se encuentra estructurada posiblemente en entrada, plato fuerte y postre, al salir la entrada de un pedido el chef se enfoca en el plato fuerte del mismo pedido, pero suele suceder que ingresa otro pedido con la misma estructura.

Si analizamos esta situación y lo adaptamos a este principio encontramos que el plato fuerte del primer pedido es lo importante, pero la entrada del segundo pedido seria lo urgente

- *Ponte en acción:* no resta más que ponerte en acción, el que estos propósitos sean perfectamente posible dependerá solamente de ti.

9

ENFÓCATE EN TU OBJETIVO

*E*nfocarse no se trata solo de tener una perspectiva de algo, alguien pudiera decir que está enfocado porque tiene una fijación en la mente respecto de un objetivo que este desea llevar a cabo, aunque sí, es necesario fijarse hacerse una imagen mental de eso que quiero es uno de los mecanismos que podrían generar un impacto positivo para mantenerme atento de eso que tanto deseo, pero la verdad es que ese es solo uno de los primeros pasos, una vez que ya te has hecho la imagen mental a través de todos los mecanismos que hemos hablado durante los distintos capítulos, ahora debes llevar esto al plano físico, debes convertir esto en una realidad.

En primer lugar en una realidad latente, es decir sácalo de tu mente, escríbelo, dibújalo, tráelo al plano real, míralo todos los días, obsérvalo al levantarte, al acostarte, y dispón cada día el recurso que sea preciso para que ese sueño se pueda convertir ahora si, en una realidad palpable,

El estar enfocado permite que haya una cohesión en las ondas del cerebro y generen la estimulación necesaria, además es una manera excelente de priorizar día a día los recursos que debes aplicar para lograr eso que te has propuesto, entre otras cosas gastas menos energías en cosas innecesarias, ya que mantienes tu mirada puesta en el centro de lo que deseas, pero sobre todo optimizas los recursos, no se desperdicia nada, todo está directamente orientado en cumplir la meta.

Estar enfocado además de llevarnos por el sendero de la realización y brindarnos ese inmenso placer que nos podría ofrecer la felicidad del logro obtenido; durante el proceso en el que vamos luchando por alcanzar aquello nos brinda también ciertos beneficios:

- Está comprobado que estar enfocado genera

grandes estados de placer en el individuo, esto como efecto de la cohesión que hay entre sus pensamientos y sus acciones.

- Como acabamos de mencionarlo esto es un beneficio de los mejores que te pueda brindar y es el ahorro de tus recursos, hay menos desperdicios de ellos

- De igual forma ahorras energía, ya que no estás dando golpes al azar a ver que podrías lograr medianamente que te haga aliviar la conciencia de los logros en la vida, sino que está enfocado en las energías precisas para lograr eso que has decidido.

- Generas una gran experiencia que se puede traducir indudablemente en logros futuros

Unas de las maneras más prácticas de estar enfocados y no perder el rumbo en el proceso, es mantenerte muy activo en la visión del aquí y el ahora, no pierdas la mirada del presente, así tendrás en total claridad todo lo que has logrado hasta ahora y lo que resta por andar, la imitación suele ser un buen mecanismo para generar un impacto en ti durante el proceso.

Sobre todo ten en cuenta algo, esta gran meta que

deseas alcanzar puedes subdividirla en pequeñas metas de fácil alcance, justamente todo esto que estamos observando de manera amplia lo podrás ir experimentando en pequeñas dosis día a día.

El enfoque está profundamente relacionado con el carácter, el carácter es una cualidad del que se puede obtener producto del esfuerzo, el dominio de las pasiones, y el autocontrol en relación con los temperamentos, cuando desarrollas el carácter, estas irremediablemente condenado a obtener lo que tanto has soñado.

El carácter te ayudara a determinar lograr esos que te has propuesto, no existe barrera en el camino al logro consecutivo de sus objetivos como camino a la meta final para aquel que ha logrado formar el carácter, ahora bien, he aquí (el carácter) uno de los regalos fundamentales que puede otorgarnos el estoicismo.

Tener una observación clara, objetiva y poco sentimental de los hechos puntuales de la vida que pueden ser percibidos emocionalmente como dolor, seria el remedio más efectivo para formar el carácter, tal y como el caso contado en otros capítulos del padre fallecido de mi amigo, podría prepararlo para eventos futuros y no dejar que una eventualidad como esta le aparte su mirada del objetivo, un sentimiento desenfrenado podría sumir a una persona en un estado profundo de depresión, negación y sufrimiento, mientras que una persona estoica ha dado lugar al aprendizaje de los hecho corrientes de la vida para formar el carácter y salir airoso en la consecución de los objetivos planteados y finalmente pasar al lugar que todos queremos llegar pero solo los disciplinados logran.

Disfruta el momento

Es el punto clímax, es el premio mayor de la educación de los sentidos de la formación eficaz del carácter, es el momento de celebrar el propósito alcanzado, la felicidad, tal y como decíamos antes es exactamente eso, ese estado de paz que disfrutas cuando sabes que tienes el control de tu vida cuando comprendes que eres el dueño de tus actos, dueño de tus decisiones, pero dueño igual de tus resultados que serán sin duda alguna consecuencia de la constancia.

Lo mejor de todo esto lo encontramos en una frase muy escuchada hoy en día: *"los logros te vuelven esclavos de siempre alcanzar un logro mayor"*. Esto sin duda es lo mejor de todo, que no todo queda ahí, cada vez que logras un objetivo en la vida se vuelve el mejor motivación para alcanzar otro, y ese otro de seguro será un excelente motiva para volver a empezar, piensa en grande, sueña en grande, este es el único motivo de lograr cosas grandes.

CONCLUSIÓN

"somos forjadores de nuestro propio destino" esta frase encierra un excelente principio que se desprende de todo lo que acabamos de aprender, observar con atención muchos de los principios que nos dejó una escuela tan productiva como resultó ser la escuela filosófica estoica, como vimos aquí cada uno de sus hombres que fueron impulsores de ellas nos dejaron un legado maravilloso de pensamientos, que en este momento histórico que estamos viviendo, puede convertirse en una herramienta maravillosa para encaminarnos rumbo a la liberación.

Es que la liberación del hombre no se trata de una expresión romántica que podemos utilizar como mantra para alcanzar algo, hablar de la liberación es preciso hablarla desde el ideal de la conciencia, lamentablemente el hombre de hoy posee cadenas que los mantienen atados a estados de prisión mental que pueden, como efectivamente lo hace, limitar nuestras capacidades.

Tal y como vemos, al comprender los pilares fundamentales del estoicismo llegaremos a un nivel superior en nuestra condición humana que por demás esta decir se encuentra completamente empastada todo un sistema mundano materialista, que nos arrojó a un lado del pensamiento profundo.

Ese materialismo es el causante de la negación humana, es el que genera ese sentido de culpa ante el fracaso, pese a que muchas veces eso a lo que llamemos fracaso podrían ser eventos corrientes del transcurrir de la vida y que en muchas oportunidades no podemos controlar, tal y como lo meditaban estos grandes pensadores *"seria ridículo sentirse culpable si luego de mucha practica con el arco y la flecha, muchos tiros realizados al blanco y una excelente preparación se vean frustrado todo el esfuerzo porque en el momento del tiro crucial algún agente externo como por ejemplo una ráfaga de viento desvíe nuestra flecha del blanco"* (paráfrasis personal).

No todo está en nuestras manos, no todo es producto del mucho o poco esfuerzo, algunas cosas son incontrolables, por ello debemos mantener una actitud de templanza ante esas circunstancias y tal como ya vimos pese a todas ellas debemos avanzar y encontrar nuestro camino.

Por esta misma razón entonces nos encaminamos a sacar mayor provecho de lo que sí está a nuestro alcance, de lo que sí está en nuestras manos y que son de alguna forma esos recursos que debemos aprender a valorar como por ejemplo "el tiempo", ya lo hemos dicho y cuando estamos cerca de despedirnos se hace realmente preciso reforzarlo, "el tiempo es invaluable" nunca podrás comprar un extra del tempo que te ha sido asignado, por ello debes sacar el mejor provecho del que te ha sido otorgado por la vida.

Dejemos atrás entonces el desorden que podría tener apariencia de normalidad en nuestras vidas, creemos el hábito del orden y la organización, esto es sin duda la mejor manera de optimizar nuestro tiempo y sacar provecho de él, desde luego, si es que optimizar nuestro tiempo a través del orden y la organización será el principio para enfocarnos en objetivos productivos y verdaderamente alcanzables, y enrumbarnos por el sendero que nos llevara irremediablemente a obtener como beneficio un disfrute pleno de nuestro mayor regalo, la vida.

www.ingramcontent.com/pod-product-compliance
Lightning Source LLC
Chambersburg PA
CBHW061049220326
41597CB00018BA/2717